Manual Del Aparato Digestivo para Técnicos Radiologos:

Manual de actuación para Técnicos de Imagen para el Diagnóstico

Autores:

Eva María Suárez López

Concepción Nogueira Rodríguez

Francisco Javier González Granja

María Elena Domínguez Domínguez

ASIN: B012S8CFTU

ISBN: 978-1515352747

ISBN: 1515352749

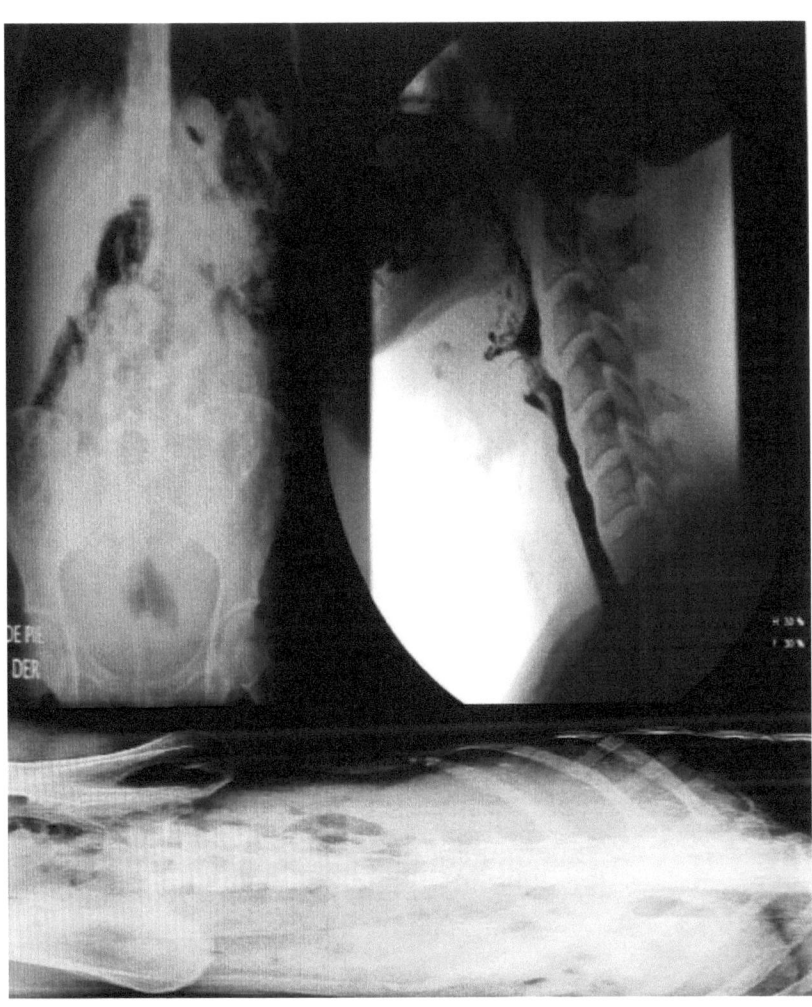

Índice de contenido

INTRODUCCIÓN

El sistema digestivo está compuesto por una serie de tubos y cavidades que se inician en la boca y que finalizan en el ano. Esto nos confiere una idea de la implicación y la importancia que tiene el sistema digestivo en su relación con el resto del sistema y órganos.

Como función principal del aparato digestivo nos encontramos con la de captar, digerir y absorber los nutrientes mediante la degradación de los alimentos. A partir de estos nutrientes el cuerpo puede obtener la energía necesaria para todas sus funciones y reponer, reparar o renovar aquello que a sido degradado o agotado.

Aunque en el presente libro hablaremos solamente de técnicas radiológicas para una correcta calidad en las imágenes en el diagnóstico humano, no queremos dejar de reseñar las importantes relaciones que mantiene el sistema digestivo con las estructuras con las que se relaciona, siendo esto una relación bidireccional, por tanto nunca debemos olvidar que nos encontraremos alteraciones en la zona abdominal que van afectar a estructuras ubicadas en otros compartimentos como pueden ser pulmones, mediastino, corazón por reseñar los mas próximos y obvios, pero que también podemos encontrar alteraciones mucho mas distales de esta cavidad, que se ven alteradas por su influencia, reseñando cervicales o incluso los miembros inferiores. Como ya hemos mencionado, esta relación es bidireccional, así alteraciones en las estructuras colindantes también van a provocar alteraciones que podemos ver reflejadas en las imágenes abdominales modificando su visualización, o alterando su ubicación o visualización, así veremos que procesos escolióticos van alterar la posición de muchos órganos ubicados en la cavidad abdominal, ademas de los conductos que acompañan a la columna dorsal en su descenso hasta esta cavidad.

A nivel neurológico también encontraremos una relación clave entre las estructuras contenidas dentro de la cavidad abdominal con el sistema nervioso tanto el periférico como el todo poderoso sistema nervioso central

La intención de los autores de este libro es la de dirigirlo a la práctica diaria del trabajo de los **Técnicos con especialidad en radiología.**

CAVIDAD ABDOMINAL

La cavidad abdominal está formada por cuatro membrana:

- Peritoneo.

- Mesenterio.

- Epiplón.

Mesocolon.

PERITONEO

La mayoría de las estructuras y órganos abdominales están cubiertos por una membrana llamada peritoneo, es una membrana sacular serosa de doble pared.

El peritoneo esta formado por dos capas:

a) Una capa que esta adherida a la pared abdominal denominada peritoneo parietal.

b) capa que cubre un órgano, es la capa interior se denomina peritoneo visceral.

Entre ambas capas queda un espacio el cuál se denomina cavidad peritoneal. La cavidad peritoneal contiene una pequeña cantidad de fluido lubricante que permite a ambas capas deslizarse entre sí.

MESENTERIO

Es un doble pliegue del peritoneo que se extiende anteriormente desde la pared abdominal posterior y envuelve completamente un asa del intestino delgado.

EPIPLONES

Es un doble pliegue especifico de peritoneo que se extiende desde el estomago hasta otro órgano.

Existe epiplón menor y epiplón mayor, el primero va hacia

arriba, desde la curvatura menor del estomago hasta porciones del hígado y el segundo conecta el colon transverso con la curvatura mayor del estomago por debajo.

El epiplón mayor se despliega hacia abajo sobre el intestino delgado mas tarde se repliega sobre si mismo para poder formar un delantal a lo largo de la pared abdominal anterior.

MESOCOLON

Es el peritoneo que une el colon con la pared abdominal posterior.

El mesocolon esta formado por cuatro formas diferentes, según con la porción de colon a la que esta fijado:

a) Ascendente.

b) Transverso.

c) Descendente.

d) Sigmoideo o pelviano.

ORGANOS RETROPERITONEALES E INFRAPERITONEALES

Son considerados órganos retroperitoneales los órganos hacia atrás o por detrás y los órganos infraperitoneales son los órganos por debajo.

ORGANOS RETROPERITONEALES

Son las estructuras fijadas a la pared abdominal posterior:

- riñones
- uréteres
- las glándulas suprarrenales
- el páncreas
- el duodeno
- el colon ascendente
- el colon descendente
- el recto superior
- la aorta abdominal
- vena cava inferior

Las estructuras retroperitoneales son estructuras poco móviles se mueven menos dentro del abdomen que otros órganos infraperitoneales.

ORGANOS INFRAPERITONEALES

son órganos por debajo del peritoneo:

- recto inferior.
- la vejiga.
- los órganos de la reproducción.

La cara inferior del peritoneo es un saco cerrado en el hombre y abierto en la mujer.

En el hombre el saco peritoneal inferior se sitúa por encima de la vejiga y separa los órganos reproductores de aquellos dentro de la cavidad peritoneal, en la mujer es distinto el útero, las trompas uterinas y los ovarios pasan directamente a la cavidad peritoneal.

Órganos intraperitoneales

Son los órganos de la cavidad peritoneal que están parcial o totalmente cubiertos por algún tipo de peritoneo visceral, pero no son órganos retroperitoneales ni órganos infraperitoneales y son:

- hígado
- vesícula
- bazo
- estómago
- yeyuno
- íleon
- ciego
- colon transverso sigmoide

CUADRANTES Y REGIONES

Los cuadrantes y regiones nos ayuda a la localizaciones de los distintos órganos u otras estructuras dentro de la cavidad abdominopelviana, el abdomen se divide en cuatro cuadrantes y nueve regiones.

CUATRO CUADRANTES ABDOMINALES

Son dos planos perpendiculares imaginarios en ángulo recto a través del abdomen en el ombligo, estos planos dividen el abdomen en cuatro cuadrantes, un plano atraviesa el abdomen a nivel del ombligo.

El otro plano seria vertical y coincide con el plano mediosagital o la línea media del abdomen y atraviesa tanto el ombligo como la sínfisis del pubis. Estos dos planos nos dividen la cavidad abdominopelviana en cuatro cuadrantes; cuadrante superior derecho (CSD), cuadrante superior izquierdo (CSI), cuadrante inferior derecho (CID) y cuadrante inferior izquierdo (CII).

En radiología se usa el sistema de cuadrantes para localizar cualquier órgano o para describir la localización del dolor abdominal u otros síntomas.

CSD	CSI	CID	CII
HIGADO	BAZO	COLON ASCENDENTE	COLON DESCENDENTE
VESICULA	ESTOMAGO	APÉNDICE	COLON SIGMOIDE
FLEXURA COLÍCA DRCH (HEPATICA)	FLEXURA CÓLICA IZDA (ESPLÉNICA)	CIEGO	2/3 DEL YEYUNO
DUODENO	COLA DE PANCREAS	2/3 DEL ILEON	
CABEZA DE PÁNCREAS	RIÑON IZQUIERDO	VALVULA ILEOCECAL	
RIÑÓN DERECHO	GLANDULA SUPRARRENAL IZDA		
GLÁNDULA SUPRARRENAL DRCH			

NUEVE REGIONES ABDOMINALES

Podemos dividir la cavidad abdominopelviana en nueve regiones por lo cual utilizaremos dos planos horizontales o transversos y dos planos verticales. Los dos planos transversos son el plano transpilórico y el plano transtubercular y los dos planos verticales son los planos lateral derecho y lateral izquierdo.

A nivel del borde inferior de L1 se sitúa el plano transpilórico y el plano transtubercular a nivel de L5.

Los planos laterales derecho e izquierdo son paralelos al plano mediosagital y se localizan a mitad de camino entre él y cada espina ilíaca anterosuperior .

El nombre de las nueves regiones son:

1. Hipocondrio derecho. Epigastrio. Hipocondrio izquierdo. Lumbar derecho. Umbilical. Lumbar izquierdo. Inguinal o fosa ilíaca derecha. Hipogastrio. Inguinal o fosa ilíaca izquierda.

Hipocondrio Derecho	1 Epigastrio	Hipocondrio Izquierdo
5 Flanco o vacio derecho	4 Mesogastrio O Umbilical	6 Flanco o vacio izquierdo
8 Fosa ilíaca derecha	7 Hipogastrio	9 Fosa ilíaca izquierda

APARATO DIGESTIVO

El aparato digestivo está formado por el tubo digestivo y órganos accesorios.

TUBO DIGESTIVO

El Tubo digestivo, formado por:

a) **Boca**, comienza en la cavidad oral, limitado por delante y lateralmente por los dientes superiores e inferiores. El techo por el velo del paladar y bóveda del paladar, en el velo en su parte medio posterior se encuentra la prolongación úvula palatina (úvula). En el suelo su parte principal es la lengua.

La cavidad oral conecta posteriormente con la faringe.
Los órganos accesorios de la cavidad oral son: las glándulas salivares, los dientes y la lengua que realizan los movimientos masticatorios y mezclan los alimentos con la saliva, estos movimientos inician la parte mecánica de la digestión.

La saliva proviene de las tres glándulas de la cavidad oral:

• Parótida, situado cerca de la oreja. Submaxilar, bajo maxilar. Sublingual, bajo la boca.

La saliva está compuesta por un 99,5% de agua y 0,5% de solutos o sales y algunas enzimas digestivas, que ayudan a disolver los alimentos también contienen una enzima para realizar la digestión del almidón.

b) Glándulas salivares específicas secretan un fluido el cual es espeso por contener moco. Este líquido lubrica los alimentos que se están

12

masticando, por lo cual se produce una bola (bolo), que puede tragarse a esta acción de tragar se le llama deglución. **Faringe**, la faringe comienza en la parte posterior de la cavidad oral (fosa nasal, boca y laringe), mide aproximadamente unos 12,5 centímetros.

La faringe está formada por tres partes

NASOFARINGE	Por detrás del tabique nasal óseo, las fosas nasales y el velo del paladar
OROFARINGE	Va directamente posterior a la cavidad oral va desde el velo del paladar a epiglotis
LARINGOFARINGE O HIPOFARINGE	Va desde la epiglotis al borde inferior de laringe a nivel de C6

c)   La nasofaringe no pertenece al aparato digestivo. **Esófago**, comienza a nivel de C6 seguidamente después de la faringe, el esófago es posterior al cartílago cicloide de la laringe en el borde superior del cartílago tiroideo. El esófago mide unos 25 centímetros de longitud y 2 centímetros de diámetro finaliza a nivel de la undécima vertebral dorsal para conectarse con el estomago a través de orificio o esfínter llamado cardias.

d)   El esófago es la parte más estrecha del tubo digestivo. **Estómago**, comienza en la unión del esófago y finaliza con el intestino delgado, es la porción más dilatada del tubo digestivo. Cuando esta vacío tiende a colapsarse y con los alimentos y líquidos tiene una gran capacidad de extensión.

El orificio o esfínter que comunica el estomago con esófago es el cardias.

Las partes del estomago son:

FUNDUS:

Porción superior del estomago en forma de globo por encima del orificio del cardias. Suele estar lleno de aire en posición erecta.

CUERPO:

Es la continuación del fundus es la parte que da forma a este órgano con su curvatura mayor (borde izquierdo o lateral del estomago) y curvatura menor (borde derecho o medio del estomago).

PORCION PILORICA:

Finaliza en el orificio o esfínter pilórico que da continuidad al intestino delgado.

Pliegues gástricos dentro del estomago, el revestimiento interno del estomago cuando éste está vacío forma numerosos pliegues longitudinales.

Un canal gástrico, formado por pliegues a lo largo de la curvatura menor, conduce los líquidos directamente desde el cuerpo del estomago al píloro.

e) **Intestino delgado,** la primera porción del intestino delgado, el duodeno, mide de 20 a 24 centímetros, es la porción más corta ancha y fija del intestino delgado con una forma característica en C, que lo relaciona directamente con la cabeza del páncreas.

Duodeno está formado por cuatro partes.

• Bulbo duodenal comunica directamente con el píloro de estomago.

• Porción descendente se comunica con el conducto colédoco pancreático.

• Porción horizontal esta porción se curva hacia atrás y hacia la izquierda para reunirse con el último segmento.

• Porción ascendente que finaliza con un ángulo llamado duodeno yeyunal suspendido por el ligamento suspensorio del duodeno (ligamento de Treitz) que lo une con la segunda porción del intestino delgado yeyuno.

Yeyuno: seguido de la unión duodenoyeyunal a la izquierda de la línea media en el cuadrante superior izquierdo constituye las dos quintas partes del intestino.

Íleon: seguido del yeyuno se sitúa en los cuadrantes superior derecho e inferior derecho e izquierdo , tiene las tres quintas partes del intestino delgado, es la parte más larga. Se une al intestino grueso por la válvula ileocecal situada en el cuadrante inferior dcho.

a) **Intestino grueso**:

Empieza en el cuadrante inferior dcho en la válvula ileocecal, esta formado por:

Ciego: es la primera porción del intestino grueso y también la más ancha, situada en el cuadrante inferior dcho.

Contiene el apéndice vermiforme (tubo largo 2-20cm estrecho en forma de gusano).

• **Colon**: es la porción más larga del intestino grueso, formado por cuatro partes :Colon **ascendente.**

• Colon **transverso.**

• Colon **descendente.**
• Colon **sigmoide.**

Dos **ángulos** :

• **Ángulo hepático**: es el ángulo formado por el colon ascendente y transverso en el lado derecho.

• **Ángulo esplénico**: es el ángulo formado por el colon transverso y descendente en el lado izquierdo.

Recto: a continuación del sigma a la altura del tercer segmento del sacro, con unos doce centímetros de largo, de los que 2.5 a 4 cm últimos forman el conducto anal que termina en el orificio llamado ano. La porción más ancha del recto por delante del cóccix se conoce con el nombre de ampolla rectal.

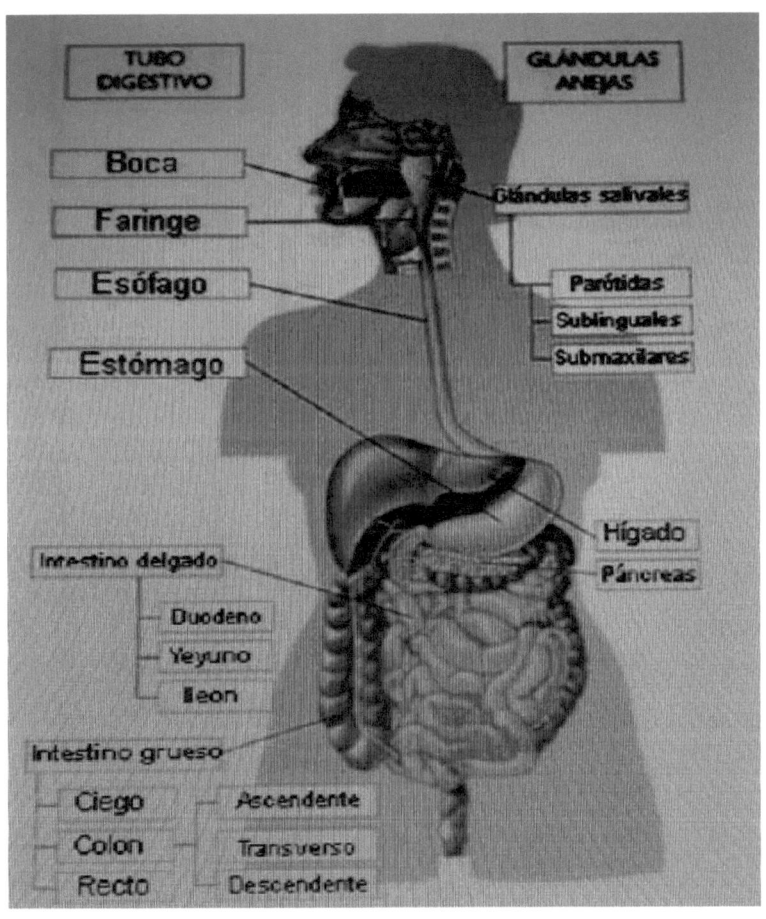

ÓRGANOS DIGESTIVOS ACCESORIOS

Los órganos accesorios de la digestión son:

1. **El páncreas** (en su función exocrina produce gran cantidad de jugos digestivos que pasan al duodeno por el conducto pancreático principales en la digestión)es posterior al estomago , mide unos doce centímetros su cabeza reposa en el asa del duodeno y su cuerpo y cola se extienden hacia el abdomen superior.

2. **El hígado** (con la producción de bilis que ayuda a la digestión de la grasa) es el órgano más grande del cuerpo ubicado en le cuadrante superior dcho.

3. **La vesícula** (lugar de almacenamiento de la bilis para cando es necesaria en la digestión) saco en forma de pera situado por debajo del hígado.

OTROS ÓRGANOS DE LA CAVIDAD ABDOMINAL

Bazo: está posterior y a la izquierda del estómago, forma parte del sistema linfático.

Riñones y sus uréteres : con forma de haba y situados a cada lado de la columna, el derecho más bajo que el izquierdo y cada unos con su uréter ,tubo que los une a la vejiga y sirven de conducto de la orina.

Vejiga: se sitúa por encima y detrás de la sínfisis del pubis y sirve de almacén a la orina hasta su salida al exterior por la uretra.

MÚCULOS ABDOMINALES

Hay muchos músculos asociados a la cavidad abdominal .Los más importantes radiológicamente son el diafragma y el psoas mayor derecho e izquierdo.

El diafragma separa la cavidad abdominal de la torácica. En la radiografía de abdomen es muy importante evitar su movimiento, por lo que se dará instrucción al paciente sobre la respiración.

El psoas mayor se localiza a ambos lados de la columna lumbar. Sus bordes serán apenas visibles en una radiografía de abdomen, si esta cuenta con un factor de exposición correcto.

PUNTOS ANATOMICOS DE REFERENCIA DEL ABDOMEN

Para un buen posicionamiento y centraje en la radiografía y o estudio abdominales contamos con siete puntos de referencia.

1. Punta de la apéndice xifoide (D9-D10), este punto anatómico nos sirve como referencia para saber el margen superior del abdomen e inferior del diafragma.

2. Margen costal inferior (L2-L3), nos sirve como referencia de localización de vesícula, estomago y otros órganos abdominales.

3. Cresta ilíaca, espacio intervertebral L4-L5, es el punto de referencia abdominal utilizado más habitualmente para saber el punto medio del abdomen, suele coincidir a nivel del ombligo en la mayoría de las personas.Espina ilíaca anterosuperior, partiendo del borde de la cresta ilíaca superior se va parpando hacia adelante y hacia abajo hasta percibir el punto mas saliente (EIAS), se utiliza para posicionar las estructuras pelviana y vertebrales.

4. Trocante mayor, punto de referencia situado más o menos a cuatro centímetro a nivel de la sínfisis pubiana, nos da como referencia el punto inferior del abdomen.

5. Sínfisis del pubis, punto de referente al margen inferior del abdomen.

Tuberosidad isquiática, punto de referente para determinar el margen inferior del abdomen en radiografía posteroanterior.

RADIOGRAFICO EN ABDOMEN SIMPLE.

PREPARACIÓN. POSICIONAMIENTO

La preparación del paciente para realizar una buena radiografía abdominal, primero el paciente debería de estar en ayuno , aunque en la mayoría de los casos no es así; el paciente debe quitarse todo la ropa y cualquier objeto radiopaco de la región a estudiar, se le proporciona al paciente una bata hospitalaria con el objetivo de cubrir la zona descubierta al quitarse la ropa.

POSICIONAMIENTO.

Colocar una sabana limpia sobre la mesa de exploración, el paciente se tumbara sobre ella en posición anteroposterior, colocándole una almohada bajo la cabeza y un soporte bajo las rodillas para obtener mejor colocación dorsal sobre la mesa.

INDICACIONES DE RESPIRACIÓN PARA EL PACIENTE.

Para hacer una buena radiografía abdominal debemos de prevenir el movimiento voluntario que son los que realiza el paciente, ya que los movimientos involuntarios no son fáciles de controlar por eso se les explicara al paciente que coja aire profundamente para luego expulsarlo y tras la expulsión el paciente quedar sin respirar unos segundos (espiración), lo que facilita un diafragma en posición alta para poder visualizar mejor loas estructuras abdominales.

PROTECCIÓN CONTRA LAS RADIACIONES

Es muy importante la protección contra las radiaciones en la radiografía abdominal, debido a la proximidad de las gónadas, las cuales son órganos radiosensibles:

• **Colimación:** deberá de ser la justa y necesaria tanto por arriba y por abajo como en ambos laterales para que quede para que quede bien centrada las regiones a estudiar sin que se pueda cortar ningún órgano a estudiar.

• **Exposiciones repetidas:** debemos de realizar un posicionamiento adecuado y una buena selección de los factores de exposición correcta, estas son formas de reducir una exposición innecesaria por exámenes repetidos. **Protección de las gónadas:** en los hombres en las radiografía abdominales deben de utilizarse protectores gonadales, colocándole ., en las mujeres puede utilizarse protectores gonadales solo cuando no oscurezcan la anatomía esencial en la región abdominopelviana inferior.

• **Protección del embarazo:** se deberá de seguir la regla de los 10 días o del último periodo menstrual.

FACTORES DE EXPOSICION.

Los principales factores de exposición para la radiografías abdominales son:

1-Kvp medio (70-80)

2-Tiempo de exposición corto

3-Mas adecuado para densidad suficiente

Las radiografías abdominales expuestas correctamente en un paciente de tamaño medio, nos deben mostrar débilmente los bordes laterales de los músculos psoas, las apófisis transversas de las vertebras lumbares , el margen hepático inferior y los contornos renales. Esto requiere de un contraste moderado utilizando una exposición de Kvp medio para permitir que se observen distintas estructuras abdominales, como posibles cálculos semiopacos pequeños en la vesícula o los riñones.

Los indicadores de la película, como la información sobre la identificación del paciente deben ser claros y legibles. Los indicadores de derecha e izquierda hay que colocarlos correctamente y los indicadores "lado hacia arriba" como flechas cortas sobre indicadores de posición erecta o en decúbito se utilizan para las proyecciones de pie y en decúbito, y deben ser visibles sin superponerse a las estructuras abdominales.

CONSIDERACIONES PEDIATRICAS.

El abdomen agudo en pediatría incluyen solo una proyección en decúbito dorsal y una proyección con haz horizontal para mostrar niveles hidroaéreos. En los estudios en pacientes menores de dos o tres años, puede ser complicado obtener un decúbito lateral y se prefiere un abdomen AP con el paciente de pie utilizando un dispositivo de inmovilización ejemplo Pigg-o-stat.

En los niños menores de 12 o 13 años, se debe de reducir mucho el Kvp y el mAs

INDICACIONES PARA UNA RX DE ABDOMEN PARA DIFERENTES PATOLOGÍAS

La realización de una radiografía de abdomen suele ser más habitual para el estudio de abdomen agudo, para diagnosticar un trastorno o enfermedad asociada con una obstrucción y perforación intestinal y también en el estudio del árbol urinario antes de inyectar un medio de contraste o evaluar y diagnosticar una enfermedad o trastorno de dicho sistema.

Para un estudio de abdomen agudo se realizan: una radiografía AP en decúbito dorsal, una AP de pie y una radiografía PA de tórax como proyecciones básicas y como especiales : decúbito lateral izq.

Para un estudio del árbol urinario se realza: una radiografía AP en decúbito dorsal como básica y como especiales : PA en decúbito ventral, decúbito lateral, AP en bipedestación, decúbito dorsal y lateral.

Enfermedad	Examen radiográfico más común	Posible aspecto radiográfico
Ascitis	Estudio para abdomen agudo	Nebulosidad abdominal general
Neumoperitoneo (aire en cavidad peritoneal)	Estudio para abdomen agudo. Tórax o abdomen de pie	Pequeña radiolucidez con forma de cresta por debajo de la cúpula del hemidiafragma derecho en posición de pie
Obstrucción intestinal mecánica	Estudio para abdomen agudo	Asas distendidas de intestino delgado lleno de aire
Enfermedad de Crohn	abdomen agudo	
Invaginación (+ frecuente en niños)	Estudio para abdomen agudo	Aspecto de "resorte helicoidal" lleno de aire
Vólvulo	Estudio para abdomen agudo	Grandes cantidades de aire en sigmoides con estrechamiento aguzado en el sitio del vólvulo
Íleo (obstrucción no mecánica)	Estudio para abdomen agudo	Grandes cantidades de aire en todo el intestino delgado y grueso dilatado con niveles hidroaéreos
Colitis ulcerosa	AP abdomen simple	Protrusiones mucosas llenas de aire, profundas, de la pared del colon, habitualmente en región rectosigmoidea

PROYECCIONES DE RADIOGRAFIA SIMPLE DE ABDOMEN

AP EN DECÚBITO DORSAL

- Factores de exposición y tamaño de placa: el rango de exposición seria 70-80 Kvp y un Mas 15 para un paciente medio y el tamaño de placa 35x43 en sentido longitudinal y con utilización de parrilla móvil o fija.

- Protección: gonadal en hombres y en mujeres sólo bajo prescripción médica.

- Posición del paciente: el paciente se acostará en decúbito dorsal sobre la mesa de exploración con el plano mediosagital centrado en la línea media de la mesa y el chasis, los brazos extendidos a los lados del cuerpo y las piernas extendidas con un soporte bajo las rodillas y sin rotación de la pelvis.

- Centrado del rayo: ha de ser perpendicular al centro de la placa y nivel de las restas ilíacas (a nivel del ombligo). La distancia foco película mínima de un metro. La colimación ha de ser la justa y necesaria para ver la zona a estudiar (desde diafragma hasta sínfisis del pubis).

Respiración: es u punto muy importante a tener en cuenta, la exposición se realizará al final de una espiración, incluso un segundo después para evitar mejor los movimientos involuntarios del intestino.

- Criterios radiográficos: una buena realización de placa abdominal nos ha de mostrar las alas ilíacas sin rotación los agujeros obturadores visibles, las espinas isquiáticas simétricas y el margen externo de las costillas inferiores a la misma distancia de la columna. También a de

visualizarse el contorno del hígado, bazo, riñones, contorno del psoas, estómago y segmentos intestinales llenos de aire.

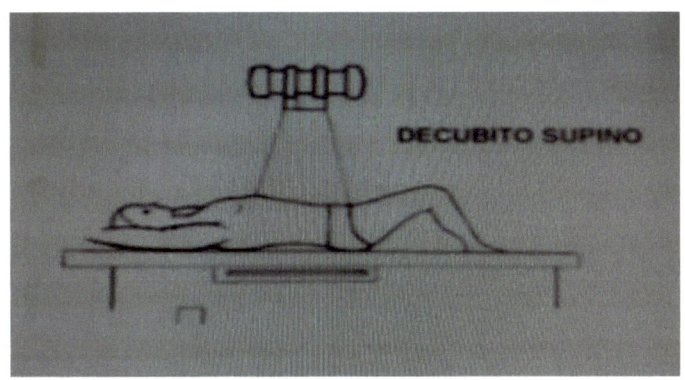

PA EN DECÚBITO VENTRAL DE ABDOMEN:

• Factores de exposición y tamaño de placa: la dosis de exposición es de 70-80 Kvp con un mAs de 22, utilizando parrilla móvil o fija y el tamaño de la placa 35x43.

• Protección: se utilizará protección gonadal en los

hombres y en las mujeres sólo bajo prescripción médica.

• Posición del paciente: el paciente se acostara sobre la mesa exploración en decúbito ventral con el plano mediosagital centrado en la línea media de la mesa,las piernas extendidas y con un soporte bajo los tobillos y con los brazos hacia arriba y detrás de la cabeza.

• Centrado del rayo: perpendicular al centro de la placa a nivel de la cresta ilíaca, con una distancia del foco película de un metro y con una colimación suficiente para ver desde el diafragma hasta la sínfisis del pubis.

• Respiración: se indicará al paciente que coja aire y lo expulse para realizar el disparo en el momento de la espiración.

• Criterios radiológicos: en una radiografía de abdomen debemos visualizar el contorno del hígado, bazo, riñones, estómago y segmentos intestinales llenos de aire, alas ilíacas simétricas y articulaciones sacroilíacas sin rotación.

AP EN DECÚBITO LATERAL DE ABDOMEN

• Factores de exposición y tamaño de placa: la dosis de exposición es de 70-80 Kvp Y 30 mAs con parrilla móvil o fija y con una placa de 35x43.

• Protección: sólo en los hombres en las mujeres sólo bajo prescripción médica.

• Posición del paciente: se indicará al paciente que se acueste en decúbito lateral izquierdo sobre una camilla de ruedas situada al lado del buky mural, con la espalda bien pegada al buky,las rodillas flexionadas y los brazos hacia arriba sobre la cabeza.

• Centrado del rayo: el rayo horizontal, dirigido hacia el

centro de la placa 5cm por encima del nivel de las crestas ilíacas, el lado superior del abdomen debe quedar incluido en el registro de la placa. El rayo horizontal nos mostrará los niveles hidroaéreos y el aire intraperitoneal libre. La distancia del foco película es de un metro.

- Respiración: se indicará al paciente que coja aire y lo expulse aprovechando la espiración para realizar el disparo. Es muy importante que el paciente esté en la posición unos 5 a 10 minutos antes de realizar el disparo para que el aire se eleve o se acumulen líquidos anormales.

- Criterios radiográficos: en una radiografía de abdomen en decúbito se debe visualizar el estómago y asas intestinales llenos de aire y niveles hidroaéreos, incluyendo diafragma bilateral, también las alas ilíacas deben estar simétricas y los márgenes costales externos están a la misma distancia de la columna y esta derecha y alineada en el centro de la placa.

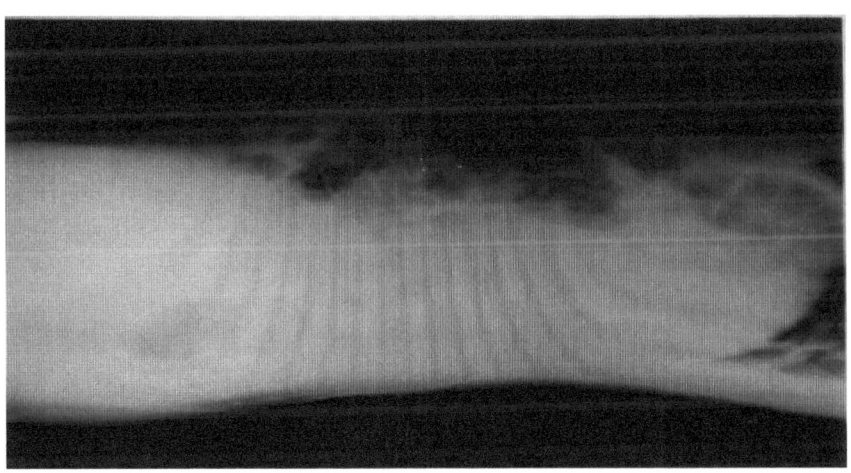

AP EN POSICIÓN DE PIE (BIPEDESTACIÓN)

- Factores de exposición y tamaño de placa: el rango de exposición es de 70-80 Kvp y un mAs 30 para un paciente medio, el tamaño de la placa es de 35x43 en sentido longitudinal y con la utilización parrilla móvil o fija.

- Protección: gonadal en los hombres y en mujeres sólo bajo prescripción médica.

- Posición del paciente: el paciente se colocará de pie con la espalda pegada al buky mural con las piernas ligeramente separadas y los brazos a los costados separados del cuerpo. El plano mediosagital del cuerpo en la línea media de la del buky, con los hombros y la pelvis sin rotación.

- Centrado del rayo: se ha de ajustar la altura de la placa para que nos coincida el centro a unos 5cm por encima de la cresta ilíaca para poder ver bien el diafragma, el rayo horizontal en el centro de la placa y la distancia del foco película de 1m.

- Respiración: se indicara al paciente que coja aire y luego lo expulse, aprovechando el final de la espiración para realizar el disparo, después de que el paciente haya estado entre 5 a 10 minutos en posición erecta. Esto nos permitirá poder detectar pequeñas cantidades de aire intraperitoneal.

- Criterios radiológicos: se podrá ver estómago y asa intestinales llenos de aire, el diafragma bilateral, con una pequeña burbuja de aire semilunar intraperitoneal libre debajo del hemidiafragma derecho. Las alas ilíacas simétricas y los márgenes costales externos a la misma distancia de la columna.

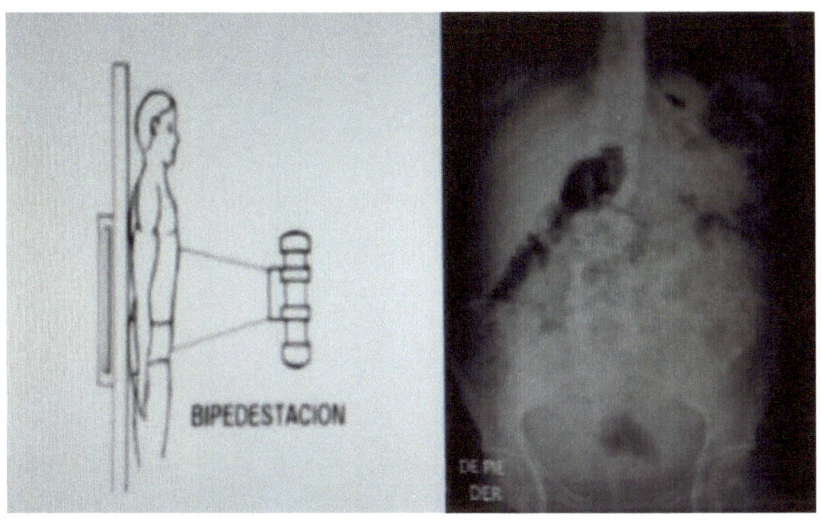

DECÚBITO DORSAL (LATERAL DERCHO O IZQUIERDO)

- Factores de exposición y tamaño de placa: el rango de exposición es de 70-80 Kvp y un mAs 60 para un paciente medio, el tamaño de la paca de 35x43 en sentido transversal y con la utilización de parrilla móvil o fija.

- Protección: gonadal en los hombres y en mujeres sólo por indicación médica.

- Posición del paciente: se indicará al paciente que se acueste en decúbito dorsal en una camilla con ruedas pegada al buky mural, una almohada bajo la cabeza y los brazos hacia arriba al lado de la cabeza .

• Centrado del rayo: el paciente debe estar colocado de manera que el centro de la placa quede a la altura de 5cm por encima de la cresta ilíaca, sin rotación de los hombros ni pelvis. El rayo horizontal 5cm por encima de la cresta ilíaca en su plano mediocoronal y con una distancia foco película de 1m.

• Respiración: se indica al paciente que coja aire y luego lo expulse y se disparará después de la espiración.

• Criterios radiológicos: se debe visualizar el diafragma, asas del intestino llenas de aire, sin rotación de las costillas posteriores y los bordes posteriores de las alas ilíacas.

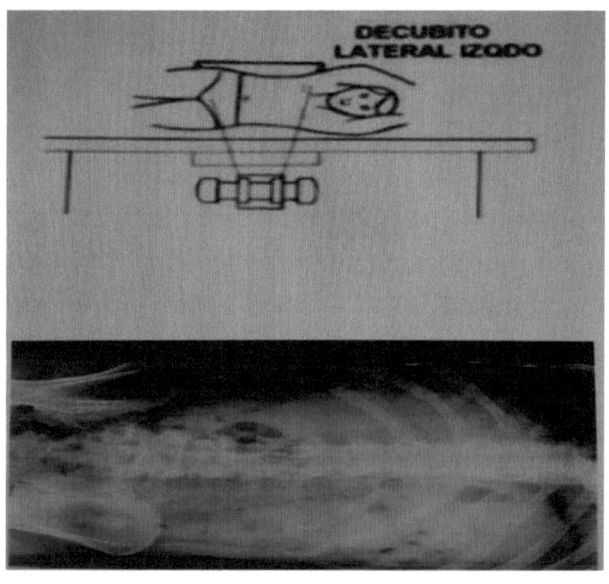

LATERAL DE ABDOMEN

• Factores de exposición tamaño de la placa: el rango de exposición es de 70-80 Kvp y un mAs 60 para un paciente medio, el tamaño de la placa es de 35x43 en sentido longitudinal y con la utilización de rejilla móvil o fija.

• Protección: gonadal en los hombres y en mujeres sólo bajo prescripción médica.

• Posición del paciente: se indicará al paciente que se acueste de lado (derecho o izquierdo) sobre la mesa con las piernas flexionadas y los bazos para arriba. El plano mediocoronal en la línea media de la mesa y con la pelvis y tórax sin rotación.

• Rayo central: el rayo perpendicular centrado unos 5cm por encima de la cresta ilíaca en su plano mediocoronal y la distancia foco película 1m.

• Respiración: se disparará después de suspender la respiración en espiración.

• Criterios radiológicos: se incluirá el diafragma, asas intestinales llenas de aire visibles en el abdomen anterior y región prevertebral, superposición de costillas posteriores y los bordes posteriores de las alas ilíacas.

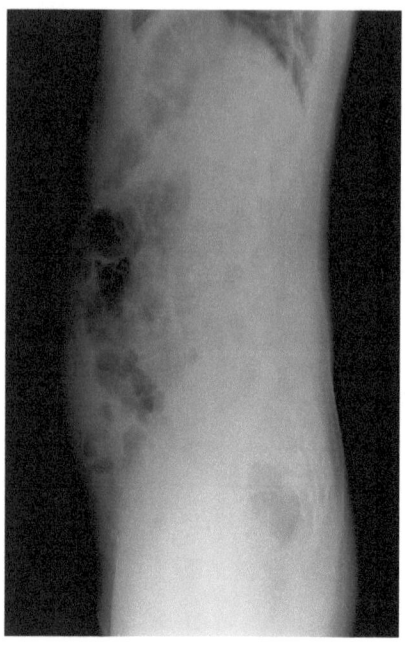

TRACTO DIGESTICO ALTO

Los procedimientos radiográficos comunes para el tubo digestivo alto son dos, estos exámenes radiográficos implican la administración de un medio de contraste.

ESOFAGOGRAMA O ESOFAGOGRAFÍA (estudio de deglución con bario):

Este examen radiológico se realiza para visualizar la faringe y el esófago, para evaluar su forma, la función de la deglución, para descartar posibles patologías de la zona a estudio.

SERIADA GASTROINTESTINAL ALTA O TRÁNSITO ESOFAGOGASTROINTESTINAL (estudio de deglución con bario o bario-gas):

Este nos sirve para visualizar el esófago distal, estómago y duodeno. Nos muestra su forma y posibles patologías de la zona de estudio. En la radiografía aparece un área de densidad negativa (se ve blanco) esto nos indica el área del estomago y el duodeno llena con el sulfato de bario.

DISTRIBUCIÓN DE AIRE-BARIO EN EL ESTÓMAGO

El paciente cuando ingiere una mezcla de sulfato de bario y agua, junto con un poco de aire, la posición del cuerpo del estomago , determina la distribución del bario y el aire dentro del estómago.

En decúbito dorsal, la parte del fondo del estomago es la más baja, donde precipita el bario.

En decúbito ventral, en posición más alta esta el fondo y determina que el aire llene esta parte del estomago.

Posición erecta, el aire se eleva para llenar el fondo, mientras que el bario desciende por gravedad para llenar la porción pilórica del estomago . La línea de aire-bario tiende a ser recta en la posición erecta, comparada con el decúbito ventral y dorsal.

Podemos determinar la posición del paciente por las localizaciones relativas de aire y de bario dentro del estómago, esto es posible cuando estudiamos las radiografías de un estomago que contiene tanto aire como bario.

MEDIOS DE CONTRASTE

Los medios de contraste utilizado son:

- Radiolúcidos o contraste negativos. Radiopaco o contraste positivo. Aire deglutido Radiolúcidos son contraste negativos Cristales de gas CO_2 Burbuja de gas Radiopaco o contraste positivo.

1.-Sulfato de bario.

Es el más frecuente para observa el sistema GI, el sulfato de bario más conocido con el nombre de Bario es una sustancia en polvo, parecido a la tiza. El Bario en polvo es mezclado con agua antes de que sea ingerido por el paciente, este compuesto que es una sal de bario, es relativamente inerte, esto es debido a su extrema insolubilidad en agua y otras soluciones acuosas, como los ácidos.

El sulfato de bario utilizado en los servicios de radiología debe ser químicamente puro.

Una mezcla de sulfato de bario y agua forma una suspensión coloidal, no una solución. Para una solución, las moléculas de la sustancia agregada al agua deben disolverse en el agua. El sulfato de bario nunca se disuelve en el agua. Sin embargo, en una suspensión coloidal (como sulfato de bario y agua), las partículas suspendidas en el agua pueden

tender a sedimentar cuando se las deje asentar durante un tiempo.

2.-Bario diluido.

El sulfato de bario se puede preparar o adquirir como una mezcla relativamente diluida o espesa. La mezcla diluida de sulfato de bario y agua en un recipiente , consta de una parte de $BaSO_4$ por una parte de agua. El bario diluido tiene la consistencia de una batido de leche aguado y este batido se utiliza para estudiar todo el tubo digestivo.

La velocidad con la cual el sulfato de bario atraviesa el tracto GI va a depender del medio de suspensión y de los aditivos, la consistencia de la preparación y la temperatura, así como del estado general del paciente y del tubo digestivo.

Es importante mezclar la preparación según indicación del médico radiólogo y según protocolo del servicio, cuando la mezcla esta fría , el gusto a tiza es menos desagradable.

3.-Bario espeso.

Este bario contiene tres o cuatro partes de BaSO4 por cada parte de agua y tiene que tener la consistencia del cereal cocido.

Es difícil de ingerir pero es apropiado para el esófago, porque desciende lentamente y tiende a cubrir el revestimiento mucoso.

CONTRAINDICACIONES DEL SULFATO DE BARIO

Si existe alguna posibilidad de que la mezcla pueda escapar a la cavidad peritoneal, estaría contraindicado esta mezcla. Este escape podría suceder a través de una víscera perforada o durante la cirugía si ésta sigue al procedimiento radiográfico, en estos dos casos tendríamos que utilizar medios de contraste yodados hidrosolubles.

Advertencia: los medios de contraste yodados hidrosolubles no deben de ser utilizados, si el paciente es alérgico al yodo.

DOBLE CONTRASTE

Esta técnica la utilizamos para mejorar el diagnostico de ciertas enfermedades y trastornos durante las seriadas GI altas, en algunos servicios también están realizando esofagogramas de doble contraste .

El medio de contraste radiopaco es el sulfato de bario, es un bario de alta densidad para proveer un buen revestimiento de la mucosa del estómago. Cada servicio de radiología cuenta con un recipiente comercial , premedido , de sulfato de bario, el radiólogo sólo necesita agregarle agua y mezclar bien.

El medio de contraste radiolúcido es aire ambiente o dióxido de carbono. Para poder introducir aire ambiente, se realizan agujeros con una aguja pequeña en la caña flexible por la que bebe el paciente. Cuando éste bebe la mezcla de bario, el aire entra en el cuerpo.

El dióxido de carbono se crea cuando el paciente ingiere cristales productores de gas. Dos formas comunes de estos cristales son citrato de calcio y citrato de magnesio. Cuando alcanzan los cristales el estomago forman una gran burbuja de gas. El gas se mezcla con el bario y fuerza al sulfato de bario contra la mucosa del estomago, lo que proporciona un revestimiento y una visibilidad mejor de la mucosa y sus patrones.

Con una técnica de doble contraste se observa mejor los pólipos, los divertículos y las úlceras .

Defecación, eliminación después del estudio.

Una función normal del intestino grueso es la absorción de agua. Cualquier mezcla de sulfato de bario que quede en el intestino grueso después de una seriada GI alta o un enema baritado puede endurecerse y solidificarse en el intestino grueso y, en consecuencia puede ser difícil de evacuar. Algunos pacientes pueden necesitar de un laxante después de realizar estos exámenes, para que le pueda ayudar a eliminar el sulfato de bario. Si los laxantes están contraindicados, el paciente tiene que forzar la ingestión de liquido o utilizar vaselina hasta que las heces no contengan restos de bario blanco.

HÁBITO CORPORAL DE LOS PACIENTES

A la hora de la realización del estudio esófagogastroduodenal es muy importante tener en cuenta la forma corporal del paciente, para la localización de estos órganos en la cavidad abdominal y así posicionar con exactitud al paciente. Podemos distinguir cuatro clases de hábitos corporales:

- Hiperasténico: son los pacientes más bajos, con un tórax y abdomen más ancho y profundo de delante atrás (pulmones cortos y diafragma alto).Puntos de referencia:

  - Estómago: alto y transversal a nivel de T9 a T12.Porción pilórica: a nivel de T11 a T12, en la línea media. Bulbo duodenal: a nivel de T11 a T12, a la derecha de la línea media.

  - Esténico: son los pacientes de constitución corporal media, pulmones de tamaño normal y el diafragma en su altura corporal normal. Puntos de referencia:Estómago: a nivel de T10 a L2.

  - Porción pilórica: a nivel de L2, cerca de la línea media.

- Hipoesténicos/asténicos: son los pacientes más delgados, con pulmones estrechos y largos, con un diafragma bajo. Puntos de referencia:

  - Estómago: a nivel de T11 a L4 más bajo y vertical. Porción pilórica: a nivel de L3 a L4, a la izquierda de la línea media. Bulbo duodenal: a nivel de L3, en la línea media.

ESOFAGOGRAMA CUANDO LO HACEMOS

ENFERMEDAD	EXAMEN
Acalasia Esofagograma con videofluoroscopia o radioscopia digital	Estenosis o estrechamiento del esófago
Anomalías anatómicas Esofagograma con videofluoroscopia o fluoroscopia digital, endoscopia utilizada para cuerpos extraños	Patrones peristálticos anormales Varios cuerpos extraños – radiopacos y radiolúcidos
Carcinoma Esofagograma y centellograma	Estenosis del esófago distal
Disfagia Esofagograma y TC	Punto de estenosis, estrechamiento o cambios atróficos de la mucosa
Divertículo de Zenker Esofagograma con videofluoroscopia o fluoroscopia digital	Estrechamiento o agrandamiento del esófago, según la etiología
Esófago de Barrett Esofagograma, endoscopia	Estrechamiento on aspecto vermiforme del esófago
Varices esofágicas Esofagograma, endoscopia	Receso agrandado o cavidad en el esófago proximal

PREPARACIÓN DEL PACIENTE PARA UN ESOFAGOGRAMA

Para un estudio de esófago no es necesaria preparación previa al estudio, salvo que vaya acompañada de un estudio esofagogastroduodenal. El paciente una vez en la sala de exploración, debe quitarse toda la ropa y objetos de metal entre la boca y cintura. El técnico le dará una bata de hospital para ponérsela. Antes del comienzo de la exploración se le explicará cuidadosamente en que consiste y los pasos a seguir de la prueba a realizar.

La primera parte del esofagograma comprende la fluoroscopia con un medio de contraste positivo(bario diluido en agua).La sala debe estar limpia, ordenada y provista del material adecuado a la prueba, antes de que pase el paciente.

Como la prueba comienza con la mesa de exploración vertical, se debe poner la tabla para los pies y comprobar su seguridad. Se facilitaran guantes y mandil de plomo al radiólogo y la protección necesaria para el paciente, en caso de poder usarla sin que esta tape la zona a explorar.

DETECCIÓN DEL FLUJO ESOFÁGICO

Durante la realización de un estudio esofágico se puede diagnosticar un posible reflujo o regurgitación esofágica, para ello debemos realizar los siguientes procedimientos:

-Ejercicios de respiración:

- Maniobra de valsalva: el paciente hace una respiración profunda y mientras aguanta la respiración hace fuerza como si fuese a defecar. La maniobra empuja el aire contra la glotis cerrada.

• Maniobra de valsalva modificada: el paciente cierra la boca, tapa la nariz e intenta soplar por la boca.

• Maniobra de Muller: el paciente exhala y luego intenta inhalar con la glotis cerrada.

-Prueba del agua:

El paciente en supino y ligeramente a la izquierda (proyección OPI llena el fundos de bario). El paciente sorbe agua por una paja. Se puede observar la unión gastroesofágica para detectar si hay reflujo (oscura).

-Técnica de presión:

El paciente en decúbito prono, se realiza presión en la zona gástrica con la pala de presión. Se observa la unión gastroesofágica para detectar posible flujo.

-Tocarse los dedos de los pies:
El paciente de lateral se va bajando hasta tocarse los pies, se observa el cardias a medida que se inclina, se puede ver si hay reflujo y también hernias hiatales.

PROYECCIONES PARA UN ESOFAGOGRAMA

PROYECCIÓN OBLICUA ANTERIOR DERECHA:

- Factores de exposición y tamaño de la placa:

El rango de exposición es de 100 a 110 Kvp, una dosis de 3mAs para un paciente medio, con utilización de parrilla móvil o fija, el tamaño de la placa es de 35x43 en sentido longitudinal.

- Protección:

Colocaremos un protector gonadal en la zona pélvica tanto en hombres como en mujeres.

- Posición del paciente:

El paciente tanto puede estar en posición erecta como en decúbito (preferible en decúbito para un llenado más completo del esófago).Desde la posición decúbito ventral rotamos al paciente 35 a 40º, con la parte anterior derecha en contacto con la mesa. El brazo derecho hacia abajo y el izquierdo flexionado hacia la cabeza, sosteniendo el vaso que contiene el bario (medio de contraste) con una caña flexible para poder absorberlo. La rodilla izquierda flexionada, la línea media del tórax debe estar alineada con la línea media de la mesa.

- Centrado del rayo:

Ha de ser perpendicular al registro, hacia el centro del chasis coincidiendo con T5 o T6 (de 5 a 7.5 cm bajo la escotadura supraesternal), para eso debemos colocar el chasis 5 cm por encima del nivel de los hombros, la distancia foco película es de 100cm o 180cm si está en posición erecta.

- Respiración:

El paciente debe contener la respiración.

- Con bario espeso:

El paciente ingiere de dos a tres cucharadas de bario espeso y se toma la exposición después de deglutir el último trago.

- Con bario diluido:

El paciente toma el bario diluido por medio de una caña flexible, después de tres o cuatro degluciones se toma la exposición sin que el paciente deje de tragar ni respirar.

- Criterios radiológicos:

Si la rotación del paciente es la adecuada, se verá el esófago entre la columna vertebral y el corazón. El esófago se verá lleno de contraste o revestido por él.

PROYECCIÓN LATERAL:

- Factores de exposición y tamaño de la placa:

El rango de exposición es de 100 a 110 Kvp con una dosis de 4mAs para un paciente medio, con la utilización de parrilla fija o móvil, el tamaño de la placa debe ser 35x43, colocada en sentido longitudinal.

- Protección:

Se colocará un protector gonadal en la región pélvica, tanto en hombres como en mujeres.

- Posición del paciente:

El paciente puede estar en decúbito lateral o erecto (preferible en decúbito).El paciente debe flexionar los brazos sobre la cabeza, el plano mediocoronal ha de estar alineado con la línea media de la mesa, hombros y caderas bien laterales. Otra posición opcional de colocación del paciente es la lateral de nadador, el paciente de lado pero con el brazo superior colocado detrás de la espalda y el inferior flexionado hacia arriba y cogiendo el vaso del contraste para ir chupando.

- Centrado del rayo:

Ha de ser perpendicular al registro de la placa, a nivel de T5 o T6 (5 a 7.5 cm bajo la escotadura supraesternal). En el medio de la placa, que debe colocarse 5cm por encima de los hombros, la distancia foco película debe ser de 100 o 180 cm si el paciente está erecto.

- Respiración:

Mantenida después de tragar dos o tres veces el bario espeso o sin mantener en caso de tragar el bario diluido sin parar.

- Criterios radiológicos:

Si el paciente está en lateral verdadera se debe observar el esófago entre la columna torácica y el corazón y las costillas posteriores se verán superpuestas. El esófago lleno de bario o revestido.

PROYECCIÓN ANTERO POSTERIOR:

- Factores de exposición y tamaño de la placa:

El rango de exposición es de 100 a 110 Kvp con una dosis de 3mAs para un paciente medio, con la utilización de parrilla móvil o fija, el tamaño de la placa es de 35x43 en sentido longitudinal.

- Protección:

Se colocará un protector de plomo sobre la zona pélvica en hombres y mujeres.

- Posición del paciente:

El paciente puede colocarse en decúbito supino en posición erecta. El plano mediosagital a de estar alineado con la línea media de la mesa. El brazo derecho se flexiona hacia arriba para sostener el vaso con el contraste el otro estirado al largo del cuerpo.

- Centrado del rayo:

Debe ser perpendicular al registro del paciente, dirigido al plano mediosagital, 2.5cm por debajo del ángulo esternal (a nivel de T5-6) en medio del chasis que este debe estar colocado 5cm encima de ambos hombros, la distancia foco película es de 100cm o de 180cm si el paciente está en posición erecta.

- Respiración:

Al igual que las otras proyecciones debe suspender la respiración después de dos o tres tragos de bario espeso o sin mantenerla cuando traga bario diluido seguido.

- Criterios radiológicos:

Se verá el esófago lleno o recubierto de bario con el cuerpo del paciente sin rotación, para eso ha de haber simetría de las articulaciones esternoclaviculares.

PROYECIÓN OBLICUA ANTERIOR IZQUIERDA:

- Factores de exposición:

El rango de exposición es de 100 a 110Kvp con una dosis de 3 mAs en un paciente medio, con utilización de parrilla móvil o fija y el tamaño de la placa es de 35x43 colocada en sentido longitudinal.

- Protección:

Se colocará al paciente un protector gonadal de plomo en la región pélvica en hombres y mujeres.

- Posición del paciente:

El paciente se coloca en decúbito ventral o erecto, rota el cuerpo de 35 a 40º pegando el lado anterior izquierdo sobre la mesa. El brazo izquierdo a lo largo del cuerpo y el derecho flexionado por encima de la cabeza sosteniendo el vaso con el bario, la rodilla derecha flexionada para mantener el e equilibrio.

- Centrado del rayo:

El rayo ha de ser perpendicular al registro, dirigido a nivel de T5-6 (5 a 7.5 cm bajo la escotadura supraesternal) en medio del registro que se colocará 5cm sobre ambos hombros, la distancia foco película es de 100cm o 180cm si el paciente está en posición erecta.

- Respiración:

Se seguirán lo mismos patrones que las proyecciones anteriores.

- Criterios radiológicos:

Si el paciente bien colocado no beben superponerse las extremidades superiores y el esófago se verá entre la región hiliar de los pulmones y la columna torácica, lleno de bario.

IMÁGENES DE UN ESTUDIO ESOFAGOGRAMA

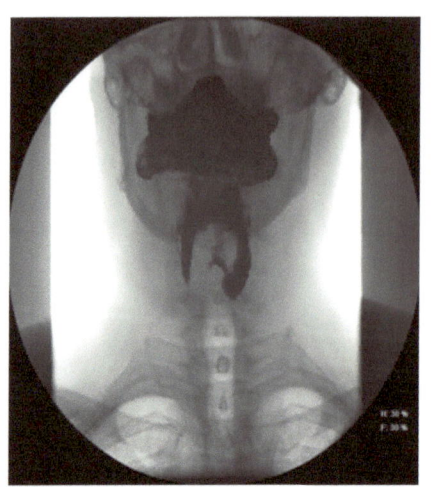
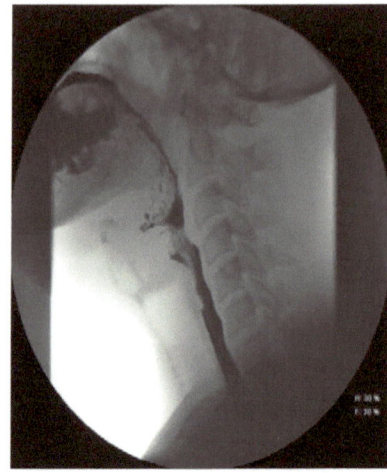
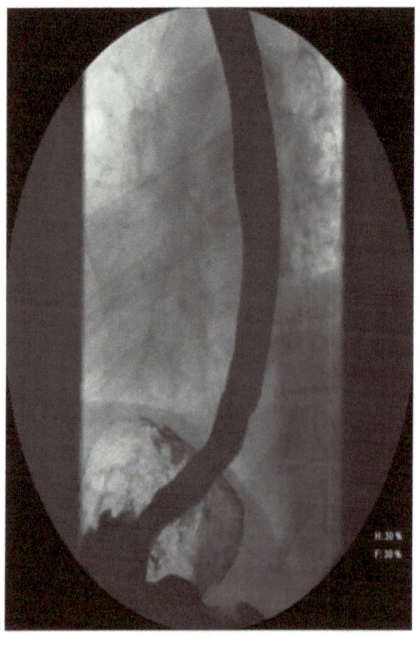
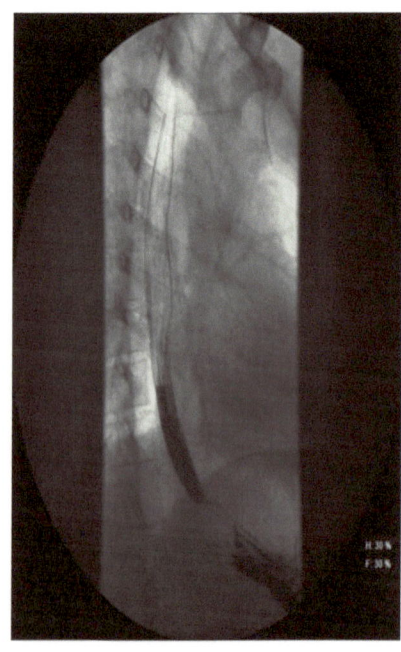

SERIADA GI ALTA

ENFERMEDAD	EXAMEN RADIOGRAFICO
Bezoar Seriada GI alta, endoscopia, o ambas	Defecto de llenado o masa mal definida dentro del estómago
Carcinoma gástrico Seriada GI alta con doble contraste	Defecto de llenado irregular dentro del estómago
Divertículos Seriada GI alta con doble contraste	Invaginación de la pared mucosa
Gastritis Seriada GI alta con doble contraste	Ausencia de pliegues, pared gástrica delgada y aspecto moteado de la mucosa
Hernia hiatal Seriada GI superior con contraste simple o doble	Burbuja gástrica supradiafragmática o anillo de Schatzker
Úlcera Seriada GI superior con doble contraste	Colección puntiforme de bario y signo de halo

PREPARACION DEL PACIENTE PARA UN TRANSITO ESÓFAGOGASTRODUODENAL

Para la realización de este estudio es necesario que el paciente venga con el estómago vacío, para ello daremos las pautas indicadas al paciente horas previas al estudio. Si el estudio es a primeras horas de la mañana no debe tomar nada por boca desde la noche anterior, unas 8 horas previas al estudio. El paciente no podrá ni fumar ni mascar chicle durante esas horas previas de ayuno. La realización de las actividades anteriores facilita la formación de saliva y secreciones gástricas que luego impiden el revestimiento de bario en el estómago.

El paciente una vez en la sala de exploración ha de quitarse la ropa y ponerse una bata, para mayor comodidad y para evitar imágenes indeseadas por algún artefacto de su propia ropa (botones, cremalleras, corchetes...). El técnico debe explicarle en qué consiste la prueba y todo lo que él debe hacer para una correcta exploración.

La sala de exploración ha de estar ordenada, con el material necesario ya preparado (delantales de plomo guantes de plomo, chasis, pala de compresión...). La mesa de fluoroscopia se eleva hasta la posición vertical, con la tabla para los pies bien colocada, para que se apoye el paciente.

Los medos de contraste que se vayan a utilizar (sulfato de bario, polvos formadores de gas...) debe estar preparados antes el comienzo de la prueba.

PROYECONES PARA UN TRANSITO ESOFAGOGASTRODUODENAL

PROYECCIÓN OBLICUA ANTERIOR DERECHA:

• Factores de exposición y tamaño de la placa:

El rango de exposición es de 100 a 110 Kvp (80-90Kvp en estudio de doble contraste), con una dosis de 5mAs para un paciente medio, utilizando parrilla móvil o fija y el tamaño de la placa es de 35x43 colocada en sentido longitudinal.

• Protección:

Se colocará al paciente un protector gonadal sin cubrir la zona de estudio, tanto en hombres como mujeres.

• Posición del paciente:

El paciente se acuesta en la mesa en decúbito ventral para luego rotar 40-70º para que la parte anterior derecha esté en contacto con la mesa. El brazo derecho a lo largo del cuerpo y el izquierdo flexionado junto a la cabeza, la rodilla izquierda flexionada.

• Centrado del rayo:

Será perpendicular al paciente y dependiendo del tamaño del paciente, si es esténico se centra a nivel de L2 (de 2.5 a 5 cm por encima del borde costal lateral inferior), en un punto medio entre la columna y el borde lateral superior del abdomen. Si es asténico se centra

5cm debajo del nivel de L2. Si es hiperesténico se centra 5 cm encima de L2 y más cerca de la línea media. La distancia del foco película será de 100 cm.

- Respiración:

El paciente mantendrá la respiración y la exposición se hace tras la espiración.

- Criterios radiológicos:

Veremos todo el estómago(el fundo lleno de aire y el píloro lleno de bario)el asa C del duodeno y el bulbo duodenal de perfil.

POYECCIÓN POSTERO ANTERIOR:

- Factores de exposición y tamaño de la placa:

El rango de exposición es de 100 a 110 Kvp (80-90Kvp en estudio de doble contraste), con una dosis de 4mAs para un paciente medio, utilizando parrilla móvil o fija y el tamaño de la placa es de 35x43 colocada en sentido longitudinal.

- Protección:

Se colocará al paciente un protector gonadal sin cubrir la zona de estudio, tanto en hombres como mujeres.

- Posición del paciente:

El paciente se acostará en decúbito ventral con los brazos hacia arriba. El plano mediosagital debe estar alineado con la línea media de la mesa y todo el cuerpo sin rotación.

- Centrado del rayo:

Es perpendicular al paciente y dependiendo del tamaño del paciente, si es esténico se centra a nivel de L2 (de 2.5 a 5 cm por encima del borde costal lateral inferior) y aproximadamente 2.5cm a la izquierda de la columna vertebral. Si es asténico se centra 5cm debajo del nivel de L2. Si es hiperesténico se centra 5 cm encima de L2 y más cerca de la línea media. La distancia del foco película será de 100 cm.

- Respiración:

El paciente mantendrá la respiración y la exposición se hace tras la espiración.

- Criterios radiológicos:

Veremos todo el estómago y el duodeno, el cuerpo y píloro estarán llenos de bario y el fundo con aire.

PROYECCIÓN LATERAL DERECHA:

- Factores de exposición y tamaño de la placa:

El rango de exposición es de 100 a 125 Kvp (85-95Kvp en estudio de doble contraste), con una dosis de 7mAs para un paciente medio, utilizando parrilla móvil o fija y el tamaño de la placa es de 35x43 colocada en sentido longitudinal.

- Protección:

Se colocará al paciente un protector gonadal sin cubrir la zona de estudio, tanto en hombres como mujeres.

- Posición del paciente:

El paciente se acuesta sobre su lado derecho, los brazos hacia arriba junto a la cabeza y las rodillas flexionadas. Los hombros y las caderas en lateral pura sin rotación.

- Centrado del rayo:

Será perpendicular a la placa, para un paciente esténico se centra en el bulbo duodenal a nivel de L1, de 2.5 a 4cm por delante del plano mediocoronal. En un paciente asténico se centra aproximadamente 5cm por debajo de L1.En un paciente hiperesténico unos 5cm por encima de L1.La distancia foco película es de 100cm.

- Respiración:

El paciente mantendrá la respiración y la exposición se hace tras la espiración.

- Criterios radiológicos:

Se verá todo el estómago y el duodeno, espacio retrogástrico y los cuerpos vertebrales deben mostrar el agujero vertebral lo que indica la colocación del paciente en lateral verdadera.

PROYECIÓN OBLICUA POSTERIOR IZQUIERDA:

- Factores de exposición y tamaño de la placa:

El rango de exposición es de 100 a 110 Kvp (80-90Kvp en estudio de doble contraste), con una dosis de 5mAs para un paciente medio, utilizando parrilla móvil o fija y el tamaño de la placa es de 35x43 colocada en sentido longitudinal.

- Protección:

Se colocará al paciente un protector gonadal sin cubrir la zona de estudio, tanto en hombres como mujeres.

- Posición del paciente:

El paciente se acuesta en decúbito supino, para luego girar alrededor de 30 a 60º para que el lado posterior izquierdo esté en contacto con la mesa, la rodilla derecha flexionada, los brazos ligeramente elevados hacia la cabeza delante del tórax.

- Centrado del rayo:

Debe ser perpendicular a la placa, se centrará para una persona esténica a nivel de L1 (entre la punta de la apófisis xifoides y el borde lateral inferior de las costillas) y en punto medio entre la línea media del cuerpo y el borde lateral izquierdo del abdomen. Para un hiperesténico se centra unos 5cm encima de L1 y para un asténico se centra unos 5cm por debajo de L1y más cerca de la línea media. La distancia de foco película será de unos 100cm.

- Respiración:

El paciente mantendrá la respiración y la exposición se hace tras la espiración.

- Criterios radiológicos:

Se debe observar el estómago y el duodeno sin superposiciones, el fundos se verá con bario y el cuerpo y píloro con aire junto con el duodeno también lleno de aire.

PROYECCIÓN ANTERO POSTERIOR:

• Factores de exposición y tamaño de la placa:

El rango de exposición es de 100 a 110 Kvp (80-90Kvp en estudio de doble contraste), con una dosis de 4mAs para un paciente medio, utilizando parrilla móvil o fija y el tamaño de la placa es de 35x43 colocada en sentido longitudinal.

• Protección:

Se colocará al paciente un protector gonadal sin cubrir la zona de estudio, tanto en hombres como mujeres.

• Posición del paciente:

El paciente se acostará en la mesa en decúbito dorsal, con los brazos extendidos a lo largo del cuerpo, las piernas un poco flexionadas por medio de una almohada. El plano mediosagital a de estar alineado con la línea media de la mesa, asegurándose que el cuerpo no tenga rotación.

• Centrado del rayo:

Debe ser perpendicular a la placa, se centrará para una persona esténica a nivel de L1 (entre la punta de la apófisis xifoides y el borde lateral inferior de las costillas) y en punto medio entre la línea media del cuerpo y el borde lateral izquierdo del abdomen. Para un hiperesténico se centra unos 2.5cm encima de L1 y para un asténico se centra unos 5cm por debajo de L1 y más cerca de la línea media. La distancia de foco película será de unos 100cm.

- Respiración:

El paciente mantendrá la respiración y la exposición se hace tras la espiración.

- Criterios radiológicos:

En esta proyección se ve muy bien la existencia de la hernia hiatal, por lo que deben verse bien el diafragma y campos pulmonares inferiores, el estómago con el fundo lleno de bario y el duodeno.

IMÁGENES DE UN ESTUDIO SERIADA GI

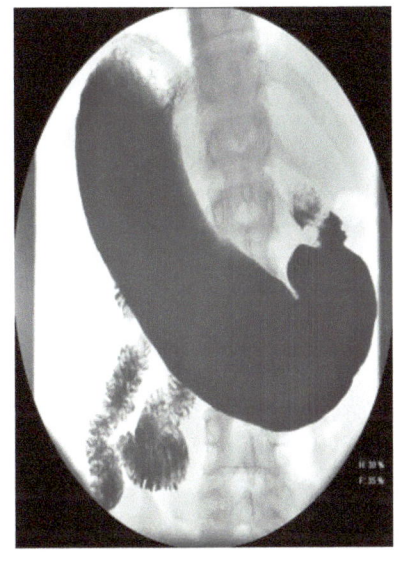

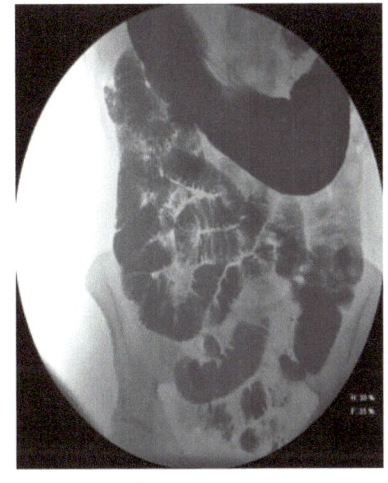

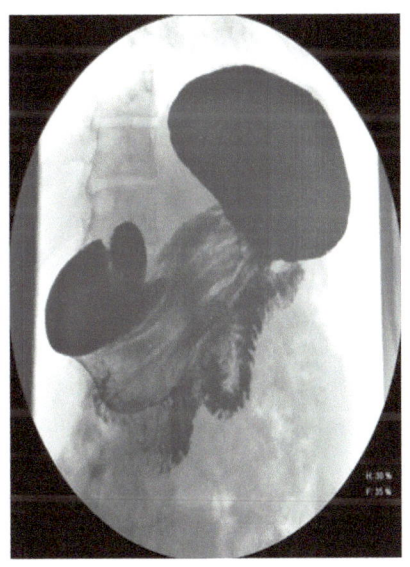

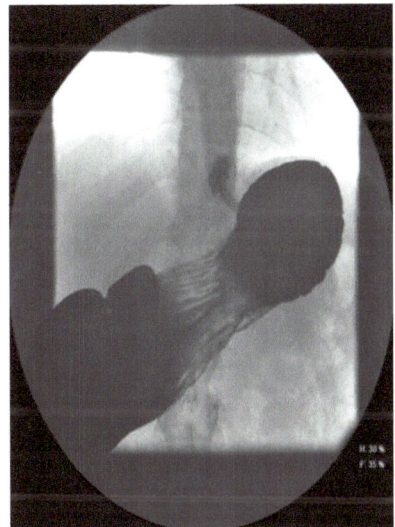

TRACTO DIGESTIVO BAJO

Vamos hablar del conducto alimentario del sistema digestivo después del estomago, a partir del intestino delgado.

El intestino grueso comienza en el cuadrante inferior derecho, se extiende alrededor de la periferia de la cavidad abdominal para terminar en el ano, mide 1,5 m. de largo y unos 6 cm de diámetro.

Procedimientos radiográficos comunes.

Son dos y ambos consiste en la administración de un medio de contraste.

a) Seriada de intestino delgado – estudio del intestino delgado.

Es el examen radiográfico especifico del intestino delgado, se suele combina con una seriada GI alta, en estos casos el estudio se llama tránsito de delgado.

b) Enema de bario (seriada GI inferior, colon) estudio del intestino grueso.

Es el examen radiográfico para estudiar el intestino grueso, lo conocemos por el nombre de enema de bario.

SERIADA DE INTESTINO DELGADO

En la posición central del abdomen no se ve los muchos metros de intestino delgado.

Si existe una gran colección de gas en el intestino delgado, en un adulto ambulatorio, se considera anormal.

El intestino delgado sin gas, se fusiona con otras estructuras de tejidos blandos. Por lo cual, el examen radiográfico del conducto alimentario requiere de medios de contraste.

Un estudio radiográfico específicamente del intestino delgado se denomina seriada (transito) del intestino delgado (SID). Con frecuencia se combina las seriadas GI y del intestino delgado. Bajo estas circunstancia,

la parte del examen que evalúa el intestino delgado puede llamarse tránsito de delgado. Para este estudio, necesitamos un medio de contraste radiopaco.

La utilidad del estudio radiográfico para una seriada del intestino delgado, es estudiar la forma y la función de los tres componentes del intestino delgado, y también poder detectar cualquier alteración.

En este estudio se examina la función del intestino delgado, este procedimiento debe de ser cronometrado. Debe registrarse la hora en la que el paciente ha ingerido una cantidad sustancial (mínimo ¾ de taza) de los medios de contraste.

Existen dos contraindicaciones estrictas para

los estudios del tracto intestinal con medios de contraste.

Primero los pacientes prequirúrgico y aquellos con una posible víscera hueca perforada no deben recibir sulfato de bario. En su lugar, se utiliza medios de contraste yodados hidrosolubles. E pacientes jóvenes o deshidratados, deben tomarse precauciones cuando se utilizan medios de contraste hidrosolubles. Debido a la naturaleza hipertónica de estos pacientes, tienden a llevar el agua hacia el intestino, lo que provoca una mayor deshidratación.

Segundo, el sulfato de bario por boca está contraindicado en pacientes con una posible obstrucción del intestino grueso. Se debe descartar primero un intestino grueso obstruido con una seriada para abdomen agudo y un enema de bario.

PATOLOGIAS DE INTESTINO DELGADO

ENFERMEDAD	EXAMEN RADIOGRÁFICO
Divertículo de Merckel Centellograma, seriada de intestino delgado, esteroclisis	Gran divertículo del íleo, proximal a la válvula íleocecal; pocas veces se observa en los estudios de bario
Enfermedad de Whipple Seriada de intestino delgado	Dilatación y asas distorsionadas de intestino delgado
Enteritis Seriada de intestino delgado, enteroclisis	Engrosamiento de los pliegues mucosos y mala definición de los pliegues circulares
Enteritis regional (enfermedad de Crohn) Seriada de intestino delgado, enteroclisis	Segmentos de luz estrechado e irregulares
Giardiasis Seriada de intestino delgado, enteroclisis	Dilatación del intestino, con engrosamiento de loa pliegues circulares
Íleo (obstrucción) Serie para abdomen agudo, seriada de intestino delgado, enteroclisis	Patrones anormales de gases, asas de intestino dilatadas, patrón en escalera circular o en espiga

ENFERMEDAD	EXAMEN RADIOGRÁFICO
Neoplasia Seriada de intestino delgado, enteroclisis o TC de abdomen	Segmentos de intestino estrechamiento, obstrucción parcial o completa
Síndromes de mala absorción Seriada de intestino delgado, enteroclisis o TC de abdomen	Engrosamiento de los pliegues mucosos y mala definición de aspecto "plumoso" normal

INTESTINO DELGADO, PROCEDIMIENTOS

Para estudiar radiograficamente el intestino delgado se utilizan cuatro métodos.

1. Combinación seriada GI alta-SID

2. SID solamente

3. Enteroclisis

4. Método de entubación

Los métodos 1 y 2 son los más utilizados, los métodos 3 y 4 son estudios especiales, que se realizan si los métodos 1 y 2 no son satisfactorios o están contraindicados.

Para estos procedimientos se utiliza una mezcla delgada de sulfato de bario para la mayoría de las SID. Si existe sospecha de un intestino perforado o si una cirugía es posterior a la SID, puede administrarse un medio de contraste yodado hidrosoluble. Si el paciente tiene hipomotilidad intestinal, puede administrarse agua helada u otro estimulante para aumentar el tránsito de bario. También pueden agregarse al bario medios de contraste yodados hidrosolubles para aumentar el peristaltismo.

1. Combinación seriada GI alta – SID:

• Primero se realiza GIS de rutina

• Registro de la hora en el que paciente ingirió la primer vaso de bario (240 ml.)

• Ingestión de la segundo vaso de bario

• Radiografía PA a los 30 minutos, centrado alto para intestino delgado proximal

• Radiografía cada media hora, centrada en las cresta ilíaca, hasta que el bario llega al intestino grueso (normalmente 2 horas)

• Radiografía cada una hora, si se necesita más tiempo después de las dos horas

Opcional:

• Fluoroscopia y radiografías focalizadas de la válvula ileocecal y el íleon terminal (puede utilizarse cono de compresión)

2. SID solamente:

• Radiografía simple de abdomen, preliminar.

• e ingieren dos vasos (480 ml.) de bario , tenemos que registrar la hora.

• Radiografía cada 15 o 30 minutos, centrada alto para intestino delgado proximal.

• Radiografía cada media hora, centrada en las cresta hasta que el bario llega al intestino grueso (normalmente dos horas).

• Radiografías cada una hora, si se necesita más tiempo ,

algunas rutinas incluyen intervalos continuos de media hora.

Opcional

• A veces se necesita fluoroscopia con compresión.

3. Enteroclisis (SID con doble contraste):

• Se hace avanzar una sonda especial hasta la unión duodenoyeyunal.

• Se instala una mezcla delgada de sulfato de bario-gas.

• Se instala aire o metilcelulosa.

• Se toman radiografías focalizadas y convencionales por fluoroscopia.

• Al completar con éxito el examen, se retira la sonda de entubación.

4. Método de entubación (SID con contraste único):

• Se hace avanzar una sonda de luz única hasta el yeyuno proximal, sonda de doble luz para entubación terapéutica.

• Se instala un agente yodado hidrosoluble o una mezcla delgada de sulfato de bario.

• Se registra la hora en la cual se instaló el medio de contraste.

• Se tomas radiografías opcionales convencionales o focalizadas por fluoroscopia a intervalos específicos.

PREPARACIÓN DEL PACIENTE PARA UN ESTUDIO DEL INTESTINO DELGADO (SID)

La preparación para el estudio del intestino delgado es la misma que para un transito esofagogastroduodenal, ya que van seguidos uno del otro. El SID como va seguido del GI alto también necesita que el estómago esté vacío, de ahí que el paciente necesite las 8 horas de ayuno. El paciente debe realizar una dieta baja en residuos 48h anteriores a la prueba, no debe fumar ni mascar chicle durante el periodo de ayuno y antes de realizar la prueba debe orinar para no desplazar el íleon por la vejiga llena. El paciente una vez en la sala de exploración seguirá los mismos pasos ya vistos en los estudios anteriores   (esofagograma y transito-esofagogastroduodenal).

PROYECCIONES PARA LA REALIZACIÓN DE UN ESTUDIO DE INTESTINO DELGADO

PROYECCIÓN POSTERO ANTERIO (SID):

Se puede combinar con una seriada GI alta, en este caso se ingiere otra cantidad de bario al término de la GI . SID solamente, se realiza una radiografía de abdomen preliminar seguida de una ingesta de bario y se realizan radiografías en unos intervalos de tiempo.

• Factores de exposición y tamaño de la placa:

El rango de exposición es de 120-125 Kvp con una dosis de 4mAs, para un paciente de tamaño normal, con utilización de parrilla móvil o fija y el tamaño de la placa es de 35x43en sentido longitudinal.

• Protección:

Se colocará un protector de plomo sólo si no cubre la zona a estudiar.

• Posición del paciente:

El paciente se acostará sobre la mesa de exploración en decúbito ventral con una almohada bajo la cabeza, los brazos hacia arriba junto la cabeza y las piernas extendidas. El plano mediosagital a de estar alineado con la línea media de la mesa.

•   Centrado del rayo:

El rayo ha de ser perpendicular al registro. Pasados los 15 o 30 min. Después de la ingesta de bario se realiza una radiografía centrada unos 5cm por encima de la cresta ilíaca. Las siguientes radiografías se realizan cada 30 min. Centradas en un punto medio de la placa y de las crestas ilíacas. El estudio se dará por terminado una vez que el contraste se vea en el ciego (válvula ileocecal) o colon ascendente (aproximadamente 2 horas).La distancia foco película es de 100cm.

•   Respiración:

El paciente contiene la respiración y se realiza el disparo en el momento de la espiración.

•   Criterios radiológicos:

Veremos todo el intestino delgado en cada radiografía y el estómago en la primera, si no hay rotación se verá las alas del íleon y las vertebras lumbares simétricas.

ENEMA DE BARIO (SERIADA GI BAJA)

Para visualizar y estudiar el intestino grueso lo hacemos mediante el enema de bario, empleo de un medio de contraste. También podemos llamarlo seriada GI o colon por enema. Con ello estudiamos la función y forma del intestino grueso. Podemos usar un sólo contraste, enema o con doble contraste enema y aire.

Algunas contraindicaciones de este estudio son: una posible perforación de alguna víscera hueca, obstrucción del intestino, apendicitis, algún estudio previo como una sigmoidoscopia, colonoscopia , biopsia de colon.

El enema de bario como contraste único, es la introducción de un contraste positivo, en la mayoría de casos es el sulfato de bario, en algunos casos puede ser un contraste hidrosoluble.

El enema con doble contraste es la introducción del sulfato de bario con otro medio de contraste negativo como el aire ambiental, nitrógeno o dióxido de carbono, son los más usados.

PATOLOGÍAS INTESTINO GRUESO

ENFERMEDAD	EXAMEN RADIOGRAFICO	ASPECTO RADIOGRAFICO
Colitis Enema de bario con contraste único y doble (preferido)	Engrosamiento de la pared mucosa con pérdida de las marcas de los haustros	
Colitís ulcerosa Enema de bario con contraste único y doble (preferido)	Aspecto en empedrado y posible caño de cocina en las formas graves	
Divertículo	Se recomienda enema de bario con doble contraste	Defectos circulares llenos de bario que se proyectan hacía fuera, desde la pared colónica; aspecto rasgado o en diente de sierra de la mucosa
Invaginación	Se recomienda enema de contraste único o con aire/gas	Dilatación con forma de hongo de la cara distal de la invaginación, con muy poco bario o gas que pasa más allá

Neoplasia	Se recomienda enema de bario con doble contraste para detectar pequeños pólipos	Defectos de llenado, estenosis o aguzamiento de la luz, lesiones en corazón de manzana o en anillo de servilleta
Pólipos	Se recomienda enema de bario con doble contraste Proyecciones saculares llenas de bario que se proyectan hacia adentro, en la luz del intestino	Vólvulo Enema de bario con contraste único Aspecto aguzado o en sacacorchos, con intestino distendido lleno de aire

PREPARACIÓN DE LA SALA Y DEL PACIENTE:

Es muy importante que para esta prueba el paciente siga las instrucciones adecuadas para la limpieza del intestino antes de realizar la prueba. El paciente ha de tomarse unos laxantes para la limpieza del intestino, estos producen un aceleramiento del peristaltismo que mueve el contenido intestinal favoreciendo su evacuación de residuos. También es importante que siga una dieta pobre en residuos días previos a la prueba. El día de la prueba el paciente vendrá en ayunas de 6 a 8 horas e incluso se colocará un enema de limpieza ese día para limpiar posibles restos de residuos.

Una vez en la sala de exploración el paciente se desnudará y se colocará una bata abierta hacia atrás, para mayor comodidad y no dejar ningún objeto metálico que pueda dar artefacto o impedir la visualización de la zona a explorar (cremalleras, broches, botones ...).

La sala de exploración a de estar colocada y prevista de todo el material que se vaya a utilizar para dicha prueba. Mandilones y guantes plomados, los medios de contraste, sondas para la colocación del enema, lubricante para picos de enemas.

PROCEDIMIENTO A SEGUIR PARA LA COLOCACIÓN DE LOS PICOS DE ENEMA:

1. Explicar al paciente el procedimiento y asegurarnos que nos está entendiendo, responder a sus posibles preguntas.

2. Colocar al paciente en la posición de Sims, acostado sobre su lado izquierdo con la pierna derecha flexionada.

3. Agitar la bolsa de bario (previamente diluido y preparado) para que fluya bien por la tubuladora hasta el pico para eliminar cualquier burbuja de aire.

4. Lubricar la punta del enema.

5. Indicar al paciente que espire e introducir la punta 2.5 a 4 cm por el recto.

6. Fijar la tubuladora con esparadrapo para que no se mueva, no insuflar la retención.

7. La bolsa del contraste no debe estar a más de 60 cm por encima de la mesa, la llave de la tubuladora debe estar cerrada y que no fluya el bario hacia el paciente hasta que el radiólogo comience el estudio y nos diga lo contrario.

PROCEDIMIENTO DE ENEMA DE BARIO EN UN PACIENTE CON COLOSTOMIA:

1. Se toma una imagen preliminar al paciente con el tubo de rayos x convencional.

2. Retiramos los vendajes que cubren el estoma.

3. El radiólogo coloca la punta de irrigación en el estoma y se fija con esparadrapo a la tubuladora del enema.

4. Una vez realizado las proyecciones pertinentes del estudio descendemos la bolsa del enema dejando descender el enema sobrante hacia la bolsa de enema.

5. Una vez que hayamos drenado todo el intestino se toma una imagen postevacuación.

6. Colocar una bolsa limpia sobre el estoma.

PROYECCIONES PARA UN ESTUDIO DE IG CON BARIO

PROYECCIÓN POSTERO ANTERIOR Y ANTERO POSTERIOR :

- Factores de exposición y tamaño de la placa:

El rango de exposición es de 100-125 Kvp con contraste único y de 80-90 Kvp en doble contraste, con una dosis de 4mAs, para un paciente medio, con utilización de parrilla fija o móvil y el tamaño de la placa será de 35x43 en sentido longitudinal.

- Protección:

Se colocará un protector de plomo sólo si no cubre la zona a estudiar.

- Posición del paciente:

El paciente se acostará en la mesa en decúbito ventral (si realizamos PA) y en decúbito supino (si realizamos AP), los brazos hacia arriba al lado de la cabeza las piernas extendidas. El plano mediosagital alineado con la línea media de la mesa y sin rotación.

- Centrado del rayo:

El rayo central es perpendicular al registro, el centrado a nivel de las crestas ilíacas y la distancia foco película de 100cm.

- Respiración:

El paciente contiene la respiración y se realiza el disparo en el momento de la espiración.

- Criterios radiológicos:

Debemos observar todo el intestino grueso, incluso la flexura cólica izq. El colon transverso se verá lleno de bario en PA y lleno de aire en AP en un estudio con doble contraste. Si el paciente no está rotado se verá las alas del ilion y las vértebras lumbares simétricas.

PROYECCIÓN OBLICUA ANTERIOR DERECHA:

• Factores de exposición y tamaño de la placa:

El rango de exposición es de 100-125 Kvp con contraste único y de 80-90 Kvp en doble contraste, con una dosis de 4mAs, para un paciente medio, con utilización de parrilla fija o móvil y el tamaño de la placa será de 35x43 en sentido longitudinal.

• Protección:

Se colocará un protector de plomo sólo si no cubre la zona a estudiar.

• Posición del paciente:

El paciente se acuesta sobre la mesa en decúbito ventral y luego gira 35 a 45º , quedando el lado derecho apoyado sobre la mesa, el brazo izquierdo flexionado hacia arriba y el derecho extendido a lo largo del cuerpo, la pierna izquierda flexionad. El plano mediosagital lineado con la línea media de la mesa.

• Centrado del rayo:

El rayo es perpendicular al registro, hacia un punto de 2.5cm a la izquierda del plano mediosagital, a nivel de la cresta ilíaca y con una distancia foco película de 100cm.

• Respiración:

El paciente contiene la respiración y se realiza el disparo en el momento de la espiración.

• Criterios radiológicos:

Veremos la flexura cólica derecha y el colon ascendente y sigmoide (abiertos) sin superposiciones, todo el intestino grueso sin la flexura cólica izq. (se ve mejor en la OAI).

PROYECCIÓN OBLICUA ANTERIOR IZQUIERDA:

- Factores de exposición y tamaño de la placa:

El rango de exposición es de 100-125 Kvp con contraste único y de 80-90 Kvp en doble contraste, con una dosis de 4mAs, para un paciente medio, con utilización de parrilla fija o móvil y el tamaño de la placa será de 35x43 en sentido longitudinal.

- Protección:

Se colocará un protector de plomo sólo si no cubre la zona a estudiar.

- Posición del paciente:

El paciente se acuesta en la mesa en decúbito ventral y luego gira unos 35 a 45º para que el lado izquierdo quede en contacto con la mesa , el brazo derecho flexionado hacia arriba y el otro extendido a lo largo del cuerpo, la pierna derecha flexionada la otra extendida. El plano mediosagital alineado con la línea media de la mesa.

- Centrado del rayo:

El rayo es perpendicular al registro dirigido a 2.5cm a la derecha de la línea media y a 2.5 a 5cm por encima de la cresta ilíaca, la distancia del foco película es de 100cm.

- Respiración:

El paciente contiene la respiración y se realiza el disparo en el momento de la espiración.

- Criterios radiológicos:

Veremos la flexura cólica izquierda abierta y de perfil sin superposiciones, el colon descendente visible, a demás de todo el intestino. La columna vertebral paralela al borde de la placa y el ala ilíaca izq alargada y la derecha acortada.

PROYECCONES OBLICUA POSTERIOR DERECHA E IZQUIERDA:

- **Factores de exposición y tamaño de la placa:**

El rango de exposición es de 100-125 Kvp con contraste único y de 80-90 Kvp en doble contraste, con una dosis de 4mAs, para un paciente medio, con utilización de parrilla fija o móvil y el tamaño de la placa será de 35x43 en sentido longitudinal.

- **Protección:**

Se colocará un protector de plomo sólo si no cubre la zona a estudiar.

- **Posición del paciente:**

El paciente se acuesta sobre la mesa en decúbito dorsal elevando el cuerpo 35 a 45º hacia el lado correspondiente bien sea OPD o OPI, el brazo que queda elevado se flexiona hacia arriba y el otro extendido a lo larga del cuerpo, la pierna elevada también se flexiona. El plano mediosagital alineado a lo largo del eje mayor de la mesa.

- **Centrado del rayo:**

El rayo es perpendicular al registro y dirigido a nivel de las crestas ilíacas y aproximadamente 2.5 por fuera del lado elevado del plano mediosagital. La distancia del foco película será de100cm.

- Respiración:

El paciente contiene la respiración y se realiza el disparo en el momento de la espiración.

- Criterios radiológicos:

Se verá todo el intestino en las dos proyecciones y en la OPI se verá la flexura cólica derecha , porción ascendente del colon y rectosigmoidea se verán abiertas sin superposición y en la OPD se verá la flexura cólica izquierda y la porción descendente del colon abierta sin superposición.

PROYECCIÓN DEL RECTO EN LATERAL :

- Factores de exposición y tamaño de la placa:

El rango de exposición es de 100-125 Kvp con contraste único y de 90-100 Kvp en doble contraste, con una dosis de 64mAs, para un paciente medio, con utilización de parrilla fija o móvil y el tamaño de la placa será de 24x30 en sentido longitudinal.

- Protección:

Se colocará un protector de plomo sólo si no cubre la zona a estudiar.

- Posición del paciente:

El paciente se acostará en decúbito lateral sobre la mesa, las rodillas flexionadas y los brazos hacia arriba. El plano medioaxilar alineado con la línea media de la mesa.

- Centrado del rayo:

El rayo es perpendicular al registro a nivel de la espina ilíaca anterior superior y el plano mediocoronal. La distancia del foco película es de 100cm.

- Respiración:

El paciente contiene la respiración y se realiza el disparo en el momento de la espiración.

- Criterios radiológicos:

Veremos la región rectosigmoidea llena de contraste y las cabezas femorales sin rotación y superpuestas.

POYECCIÓN DECÚBITO LATERAL DERECHO EN AP O PA :

- Factores de exposición y tamaño de la placa:

El rango de exposición es de 80-90 Kvp en doble contraste, con una dosis de 6mAs, para un paciente medio, con utilización de parrilla fija o móvil y el tamaño de la placa será de 35x43 en sentido longitudinal.

- Protección:

Se colocará un protector de plomo sólo si no cubre la zona a estudiar.

- Posición del paciente:

El paciente se acuesta en la mesa en decúbito lateral sobre su lado derecho, los brazos flexionados hacia arriba y las piernas flexionadas. La espalda pegada al chasis colocado en el mural.

- Centrado del rayo:

El rayo es horizontal al registro y centrado a nivel de la cresta ilíaca y el plano mediosagital. La distancia foco película es de 100cm.

- Respiración:

El paciente contiene la respiración y se realiza el disparo en el momento de la espiración.

- Criterios radiológicos:

Veremos todo el intestino, con la flexura cólica izquierda y el colon descendente llenos de aire. Si no hay rotación del paciente la pelvis y la parrilla costal son simétricas.

PROYECCIÓN DECÚBITO LATERAL IZQUIERDO EN AP O PA:

• Factores de exposición y tamaño de la placa:

El rango de exposición es de 80-90 Kvp en doble contraste, con una dosis de 6mAs, para un paciente medio, con utilización de parrilla fija o móvil y el tamaño de la placa será de 35x43 en sentido longitudinal.

• Protección:

Se colocará un protector de plomo sólo si no cubre la zona a estudiar.

• Posición del paciente:

El paciente se acuesta en la mesa en decúbito lateral sobre su lado izquierdo, los brazos flexionados hacia arriba y las piernas flexionadas. La espalda pegada al chasis colocado en el mural.

• Centrado del rayo:

El rayo es horizontal al registro y centrado a nivel de la cresta ilíaca y el plano mediosagital. La distancia foco película es de 100cm.

• Respiración:

El paciente contiene la respiración y se realiza el disparo en el momento de la espiración.

• Criterios radiológicos:

Veremos todo el intestino, la flexura cólica derecha y el colon ascendente llenos de aire.

Si no hay rotación del paciente la pelvis y la parrilla costal se verán simétricas.

PROYECCIÓN AP O PA POSEVACUACÓN:

• Factores de exposición y tamaño de la placa:

El rango de exposición es de 80-90 Kvp , con una dosis de 4mAs, para un paciente medio, con utilización de parrilla fija o móvil y el tamaño de la placa será de 35x43 en sentido longitudinal.

• Protección:

Se colocará un protector de plomo sólo si no cubre la zona a estudiar.

• Posición del paciente:

El paciente se acostará en la mesa en decúbito dorsal o ventral, con los brazos hacia arriba. El plano mediosagital alineado con la línea media de la mesa y el cuerpo sin rotación.

• Centrado del rayo:

El rayo es perpendicular al registro a nivel de a cresta ilíaca. La distancia foco película es de 100cm.

• Respiración:

El paciente contiene la respiración y se realiza el disparo en el momento de la espiración.

• Criterios radiológicos:

Veremos todo el intestino con los restos del contraste, la columna vertebral y las asas del íleon son simétricas.

PROYECCIÓN AXIAL AP O AXIAL AP OBLICUA (OPI) – POSICIÓN "MARIPOSA":

- Factores de exposición y tamaño de la placa:

El rango de exposición es de 100-125 Kvp con contraste único y de 90-100 Kvp en doble contraste, con una dosis de 6mAs, para un paciente medio, con utilización de parrilla fija o móvil y el tamaño de la placa será de 35x43 en sentido longitudinal.

- Protección:

Se colocará un protector de plomo sólo si no cubre la zona a estudiar.

- Posición del paciente:

- Axial AP:

El paciente se acuesta en la mesa en decúbito dorsal, los brazos flexionados sobre el pecho. El plano mediosagital alineado con la línea media de la mesa.

- OPI:

El paciente acostado en decúbito dorsal y girar de 30 a 40º para que su lado izquierdo pegue sobre la mesa, el brazo derecho flexionado hacia arriba el otro a lo largo del cuerpo, flexionar la pierna derecha también.

- Centrado del rayo:

El rayo central es angulado en sentido cefálico 30 a 40º. Dirigido a 5cm debajo la cresta ilíaca anterior superior y al plano mediosagital en la axial AP y dirigido a 5cm por debajo y 5cm por dentro de la espina ilíaca anterior superior en la OPI. La distancia del foco película es de 100cm.

- Respiración:

El paciente contiene la respiración y se realiza el disparo en el momento de la espiración.

- Criterios radiológicos:

En la axial AP se verá alargados los segmentos rectosigmoideos del intestino grueso y en la axial OPI se verá alargamiento pero con menor superposición de los segmentos rectosigmoideos del intestino grueso.

PROYECCIÓN AXIAL PA O AXIAL PA OBLICUA (OAD) – POSICIÓN "MARIPOSA":

- Factores de exposición y tamaño de la placa:

El rango de exposición es de 100-125 Kvp con contraste único y de 90-100 Kvp en doble contraste, con una dosis de 6mAs, para un paciente medio, con utilización de parrilla fija o móvil y el tamaño de la placa será de 35x43 en sentido longitudinal.

- Protección:

Se colocará un protector de plomo sólo si no cubre la zona a estudiar.

- Posición del paciente:

- Axial PA:

El paciente se acuesta en la mesa en decúbito ventral, los brazos flexionados sobre el pecho. El plano mediosagital alineado con la línea media de la mesa.

- OAD:

El paciente acostado en decúbito ventral y girar de 35 a 45º para que su lado derecho pegue sobre la mesa, el brazo derecho flexionado hacia arriba el otro a lo largo del cuerpo, flexionar la pierna izquierda también.

- Centrado del rayo:

El rayo central es angulado en sentido cefálico 30 a 40º. Dirigido a nivel de la cresta ilíaca anterior superior y al plano mediosagital en la axial PA y dirigido a nivel de la espina ilíaca anterosuperior y 5cm hacia la izquierda de las apófisis espinosas lumbares en la OAD. La distancia del foco película es de 100cm.

- Respiración:

El paciente contiene la respiración y se realiza el disparo en el momento de la espiración.

- Criterios radiológicos:

Se verán alargados los segmentos rectosigmoides del intestino grueso sin superposición, con un doble contraste se ven mejor las asas del intestino sin que se superpongan.

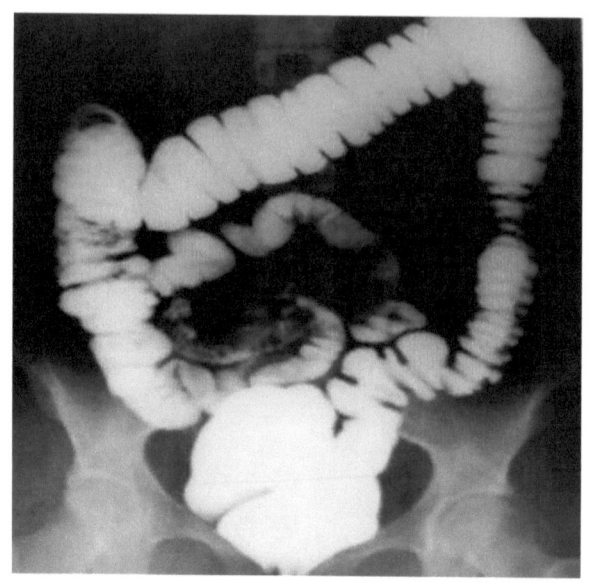

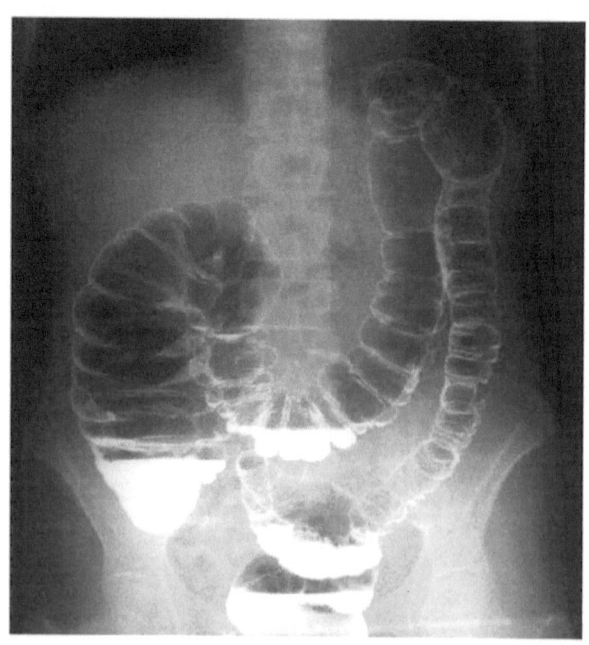

Índice alfabético

www.ingramcontent.com/pod-product-compliance
Lightning Source LLC
Chambersburg PA
CBHW040825180526
45159CB00001B/64